Dr Pierre CHARNOIS

Du Traitement chirurgical

des

Gangrènes d'origine artérielle

Contribution à l'Étude de la Chirurgie des Vaisseaux

LYON
IMP. RÉUNIES

DU TRAITEMENT CHIRURGICAL

DES

GANGRÈNES D'ORIGINE ARTÉRIELLE

Contribution à l'Étude de la Chirurgie des Vaisseaux

DU

TRAITEMENT CHIRURGICAL

DES

GANGRÈNES D'ORIGINE ARTÉRIELLE

Contribution à l'Étude de la Chirurgie des Vaisseaux

PAR

Le Dr Pierre CHARNOIS

LYON

IMPRIMERIES RÉUNIES

8, RUE RACHAIS, 8

1909

A LA MÉMOIRE DE MON PÈRE

*Qui m'a été si douloureusement ravi
un mois avant de bénéficier de tous
les sacrifices qu'il s'était imposés.*

A MA MÈRE

*En témoignage de profonde reconnais-
sance, et, s'il était possible, de
consolation.*

MEIS ET AMICIS

A mon Président de Thèse :

M. LE PROFESSEUR JABOULAY

Professeur de Clinique chirurgicale
à la Faculté de Médecine de Lyon.

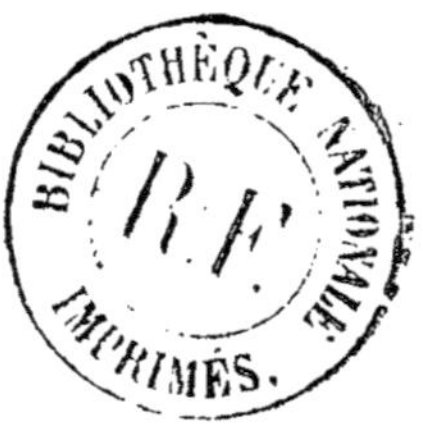

M. le professeur Jaboulay a bien voulu nous faire l'honneur d'accepter la présidence de cette thèse.

Qu'il permette à l'élève, qui a assité pour la première fois à une opération dans son service, et qui, depuis, a toujours suivi avec beaucoup d'intérêt ses cliniques, où le diagnostic était si serré, et ses opérations les plus hardies, de lui offrir l'humble témoignage de sa reconnaissance.

A MM. les professeurs agrégés Bérard, Nové-Josserand et Gayet, qui ont bien voulu faire partie du jury de notre thèse;

A tous nos maîtres de l'hôpital et de la Faculté, à M. le professeur Nicolas, à M. le professeur agrégé Villard, nous sommes heureux d'exprimer tous nos remercîments pour leur enseignement. Nous n'oublierons pas non plus d'exprimer toute notre gratitude à MM. Cade, Revol, Palasse, dont nous avons suivi avec intérêt les cliniques du soir et qui nous ont initié aux difficultés de la médecine et de l'auscultation, ainsi qu'à MM. Leriche, Müller, Pellanda, qui nous ont souvent entraîné, à travers les services hospitaliers, vers les malades les plus intéressants et dont nous avons profité des connaissances.

Nous ne pouvons non plus oublier l'amabilité de M. Alamartine, interne et aide d'anatomie, qui nous a donné l'idée directrice de ce travail et dont l'expérience et la connaissance du sujet nous furent d'un appoint précieux.

A tous nos parents, à tous nos amis, nous demandons de bien vouloir nous conserver l'estime et l'amitié qu'ils n'ont cessé de nous témoigner jusqu'à ce jour.

CHAPITRE PREMIER

HISTORIQUE

Depuis quelques années, la chirurgie des vaisseaux a suscité un nombre considérable de travaux et d'expériences. Longtemps, on admit théoriquement que la suture d'une artère était une opération irrationnelle, la cicatrisation ne pouvait se faire que par du tissu fibreux et exposait au développement secondaire d'un anévrysme. Cette opinion, plausible, mais hypothétique, détourna pendant longtemps les expérimentateurs.

Il y a cependant plus d'un siècle que l'idée de la suture des vaisseaux fut émise; elle appartient à Lambert. Hallowel en fit la première application chez l'homme le 15 juin 1759, pour arrêter une hémorragie de l'artère humérale. Assmann, en 1773, fit les premières recherches expérimentales; elles ne furent pas couronnées de succès.

Puis, pendant longtemps, la question semble ignorée. Henry Lee Glück, Postempki cependant recommencent des expériences sans obtenir non plus de résultats.

Von Horoch, à Vienne, expérimente sur des fémorales

de chien, mais constamment il se produit une oblitération
des vaisseaux.

Il faut arriver au travail de Jassinowsky (1890), pour
constater les premières sutures artérielles avec persis-
tance à la perméabilité du vaisseau, et ceci, dû à l'emploi
de sutures non perforantes.

Depuis cette époque, un grand nombre de fois l'opération fut répétée et pratiquée chez l'homme.

Au Congrès de Moscou, Djemil-Pacha présente deux
observations de sutures artérielles, l'une en 1895, l'autre
en 1896; dans les deux cas, il s'agissait de blessure de
l'artère axillaire.

Enfin, avec Gérard-Marchand, Glück, Ricard, la suture
artérielle partielle est sortie du domaine expérimental. Il
n'en était pas de même de la suture totale, bout à bout,
celle qui, seule, pouvait amener l'espérance d'anastomoses entre vaisseaux sectionnés. Tous les auteurs précités
avaient échoué. Pierre Delbet, Raymond-Petit, en 1896,
déclarent n'avoir pu réussir à faire des anastomoses de
vaisseaux, malgré des expériences répétées sur différents
animaux.

Jaboulay et Briau, en 1896, ont publié une série de
dix sutures expérimentales bout à bout, exécutées avec
succès immédiats sur des carotides de chien. Mais, de
l'aveu même des expérimentateurs, dans tous les cas il y
eut formation de caillots au bout du troisième ou quatrième jour. En 1898, cependant, à la Société des sciences médicales de Lyon, ces auteurs présentent une carotide d'âne suturée circulairement trois semaines avant.
Le résultat était bon.

Murphy, de Chicago, en 1897, parvient, lui aussi, à

suturer des artères bout à bout après quelques échecs.

Glück atteint le même résultat.

Enfin, Carrel et Morel, dans le *Lyon Médical* de 1902 et dans la thèse d'Hémery, qu'ils ont inspirée, publient des expériences heureuses de sutures, voire même de transplantations d'organes, et exposent une technique opératoire minutieuse qui, jointe aux autres méthodes déjà publiées, ne pouvaient faire qu'avancer la question. C'est de là que naquirent non seulement des sutures de bouts artériels mais des sutures d'artères et de veines, d'anastomoses artério-veineuses.

L'idée ne tarda pas à être appliquée en chirurgie humaine.

En particulier, en ce qui concerne les sutures artério-veineuses, les opérations ont été pratiquées soit dans les cas de gangrène par artérite oblitérante ou par embolie, soit dans des cas d'origine traumatique.

Dans la gangrène sénile, les premières interventions sont dues à San Martin y Satrustégui, qui pratiqua deux fois une anastomose au niveau des vaisseaux fémoraux (1902). La même année, à Lyon, M. Jaboulay fit dans les mêmes conditions. une opération analogue et il exposa les résultats obtenus dans la thèse de Lecercle (1902). Jusqu'en 1907, nous ne trouvons pas d'autres cas à signaler. Cette année, Lilienthal, à Philadelphie, pratique pour gangrène sénile un abouchement termino-terminal de l'artère dans la veine fémorale. Tuffier, dans une discussion à la Société de Chirurgie, rapporte avoir pratiqué la même intervention.

Torrence, de New-York, dans un cas d'écrasement du membre inférieur, avec déchirure vasculaire étendue, rétablit la circulation en anastomosant bout à bout l'extrémité centrale de l'artère tibiale antérieure et l'extrémité périphérique de la veine saphène interne.

Il n'obtient, du reste, pas plus que ses devanciers, de résultats probants. Mais Doberauer, de Prague, chez une femme atteinte de gangrène de la main, par embolie de l'artère humérale, pratique l'anastomose artério-veineuse au niveau du bras, et présente, huit jours plus tard, à la Société des médecins allemands de Bohême (3 juillet 1907), la malade, chez laquelle la circulation s'était parfaitement rétablie. On sentait au niveau de la veine radiale un pouls veineux synchrône à la systole cardiaque.

En 1908, Wieting-Pacha, de Constantinople, rapporte le premier cas de sclérose vasculaire du membre inférieur guéri par l'anastomose fémorale artério-veineuse. Enfin, tout récemment (juillet 1908), M. Jaboulay, avec l'aide de M. le docteur Carrel, pratiqua une nouvelle opération anastomotique au niveau de l'artère et de la veine fémorale pour une gangrène par artérite, peut-être d'origine syphilitique. C'est ce dernier cas qui a été le point de départ de ce travail.

—

CHAPITRE II

INTRODUCTION

Jusqu'à ces vingt dernières années, les chirurgiens n'avaient guère osé s'attaquer au système vasculaire.

Gênés par le cours du sang qu'il fallait nécessairement arrêter, gênés surtout par les phénomènes infectieux qui, à la suite de toute intervention, provoquaient la formation de caillots venant oblitérer la lumière vasculaire et faisaient perdre tout le bénéfice de l'opération, les opérateurs les plus audacieux avaient renoncé à toute intervention dans ce domaine de la chirurgie.

Depuis quelques années, grâce à l'asepsie définitivement acquise, grâce aussi aux enseignements de la chirurgie expérimentale, les interventions vasculaires ont recommencé à être pratiquées chez l'homme. Nous ne parlerons pas des ligatures et des résections des veines pour varices (méthode de Trendelenburg) qui sont définitivement entrées dans la pratique et donnent aujourd'hui de bons résulatts (thèse de Truchet, Lyon 1908), Viannay (*Loire Médicale*, 1908). Nous ne parlerons pas non plus des opérations qui ont été proposées et pratiquées pour

la phlébite des sinus crâniens et notamment des phlébites
du sinus latéral d'origine otique (Laurens), ou des sinus
utérins. Ce sont là toutes interventions définitivement
entrées dans la pratique et dont la valeur est indiscutable.
Mais il y a toute une autre partie de la chirurgie vasculaire qui commence à se vulgariser : c'est celle qui
s'adresse aux gros vaisseaux artériels pour en pratiquer
la suture à la suite de section ou de blessure quelconque.

La thèse d'Hémery, inspirée par M. le professeur
Jaboulay, et qui remonte à 1902, renferme déjà à ce sujet
quelques résultats certains. On a également, dans ces
dernières années, substitué, notamment en Amérique et
en Angleterre, à l'ancienne méthode du traitement radi-
cal des anévrysmes par extirpation du sac, une méthode
conservatrice, dite méthode de Matas, et qui semble bien
avoir donné aujourd'hui de bons résultats. L'opération
de Matas ou « anévrysmorraphie », qu'il s'agisse du Matas simplement oblitératif, ou mieux reconstructif, a été
pratiquée, ces derniers temps notamment, par Binni
(*Kansas*), Abbé et Blathe (*New-York*), avec le plus grand
succès. Enfin, tout récemment, on a été encore plus loin
et les tentatives de Trendelenburg et de ses élèves, en ce
qui concerne le traitement des embolies de l'artère pulmonaire, sont encore présentes à tous les esprits.

Si les résultats obtenus n'ont pas été bons, il y a là,
néanmoins, une indication qui montre ce que l'on pourra
peut-être faire demain.

Enfin, il est tout un domaine de la chirurgie vasculaire,
bien connu au point de vue expérimental et qui, chez
l'homme, n'a donné lieu qu'à quelques rares tentatives
(M. Jaboulay) : c'est celui de transplantation d'organes.

On connaît les résultats extrêmement brillants obtenus notamment par Alexis Carrel, en ce qui concerne la transplantation du corps thyroïde, du rein, sur un certain nombre d'animaux, notamment chez le chien et le chat. Grâce à une technique minutieuse et à une asepsie parfaite, Carrel est arrivé à transplanter d'une façon à peu près sûre des organes aussi complexes au point de vue histologique que ceux dont nous parlions. Il s'est également livré à des transplantations de membre, et il a obtenu chez un chien un succès définitif.

Ces tentatives ont donné lieu à des espoirs peut-être quelque peu chimériques. On se souvient de la récente communication de Delbet à la Société de chirurgie, communication, à la fin de laquelle il évoquait la présence, dans la salle d'opération du chirurgien de demain, d'une glacière renfermant des pièces anatomiques toutes prêtes à être transplantées, à côté de la vitrine à instruments.

Quelque doivent être les résultats final de cette tentative, il y a néanmoins un chapitre intéressant et nouveau de la chirurgie.

Nous avons eu l'honneur d'assister, dans le service de M. Jaboulay, à une opération de chirurgie artérielle : il s'agissait d'anastomose artérioso-veineuse au niveau de la fémorale pratiquée pour une gangrène du pied par artérite. M. Jaboulay a bien voulu nous donner cette observation pour sujet de notre thèse, et c'est elle que nous publions aujourd'hui, en y ajoutant les autres cas déjà connus.

CHAPITRE III

OBSERVATIONS

Observation I

Tirée du discours de San Martin y Satrustégui à l'Académie de
Médecine de Madrid. Thèse de Lecercle, Lyon, 1902.

*Gangrène par artérite oblitérante. — Anastomose latéro-laté-
rale de l'artère et de la veine fémorale.*

X..., 52 ans, originaire de Salamanque, cultivateur, sans
antécédents. Commence à éprouver en août dernier des douleurs intenses dans le pied gauche, surtout dans le gros orteil.
Ces douleurs, à caractère intermittent, s'irradiaient jusqu'au
genou, s'accompagnant de sensation de froid. En novembre
dernier, en ôtant un pansement qui enveloppait le pied, il
remarqua que son gros orteil présentait une couleur noirâtre
et l'ongle était si peu fixé qu'il put l'arracher.

Après des alternatives variées dans l'intensité des douleurs,
celles-ci devinrent plus fixes et plus intenses ; la gangrène
gagnait en étendue.

A l'entrée dans le service, elle avait détruit le gros orteil,
une partie du second, et gagné le métatarse. Une coloration
suspecte envahissait la peau jusqu'à la malléole.

Pas de battements sentis ni dans la tibiale postérieure, ni
dans la pédieuse, ni même dans la poplitée, alors que dans

la fémorale les pulsations étaient si fortes qu'on les percevait à la vue dans tout le triangle de Scarpa.

Rien au cœur.

Devant la nécessité d'amputer, San Martin se décide à pratiquer l'anastomose artério-veineuse.

Après asepsie répétée de toute l'étendue encore vivante du membre gangrené, on anesthésie le malade au chloroforme. San Martin pratique sur la peau, suivant la direction des vaisseaux fémoraux, une incision de 12 centimètres s'arrêtant à l'entrée du canal d'Hunter. L'artère fut facilement découverte, la veine était cachée derrière elle. Il disséqua le paquet vasculaire pour se débarrasser des vaisseaux collatéraux et des tractus aponévrotiques, et appliqua sur le tronc artériel, du côté abdominal, une sonde de Nélaton fixée par une pince, puis une autre pince sur le bout périphérique de tout le paquet. L'ischémie ainsi faite, il incisa les deux vaisseaux longitudinalement sur une longueur d'environ 8 millimètres à un endroit où un segment de couleur veineuse adhérait au tronc artériel. Les parois de la veine étaient blanchâtres comme si jamais le sang n'y avait coulé ; l'artère, elle, ne cessait de donner par les vasa vasorum ou quelque petite collatérale. Malgré ce contre-temps, la suture artério-veineuse put être menée à bien. Il n'y eut même pas le moindre suintement une fois les pinces enlevées. Le sang artériel passa sur-le-champ par l'artère et le siège de l'anastomose apparut en légère saillie, mais la veine ne changa pas de couleur, soit qu'elle n'offrît pas un espace suffisant au passage du sang, soit que ses parois eussent perdu le peu d'élasticité dont elles jouissent normalement. Le tout fut aussitôt couvert par les plans musculaires, un large drainage établi sous la peau.

Sans compression, on appliqua un pansement et l'on procéda à l'ablation de la partie sphacélée du pied.

Le résultat immédiat fut relativement satisfaisant. Les douleurs diminuèrent. Au sixième jour, la plaie cutanée était fermée, et l'artère battait bien au-dessous de l'anastomose.

Malheureusement cette phase de mieux fut bientôt enrayée

par la réapparition des douleurs et de la fièvre, l'état général était mauvais. On décida une amputation. Mais au lieu d'amputer à la cuisse, San Martin se reporta au lieu d'élection, à la jambe. La veine charriait un sang noir, l'artère parut vide. Un stylet introduit dans celle-ci y pénétrait tout entier sur une étendue de 30 centimètres sans qu'on obtînt un jet de sang véritablement artériel. Après amputation l'examen des vaisseaux montra la tibiale postérieure oblitérée par une prolifération intense de la tunique interne, la tunique externe était épaissie avec des vaisseaux pour la plupart oblitérés. C'était donc une endartérite typique avec périartérite. La tibiale antérieure, au contraire, avait une tunique interne très mince, si bien qu'elle arrivait à n'être formée que de la tunique externe très épaissie.

Sur la veine, à peine notait-on la disparition de l'endothélium, et encore due à ce qu'on avait porté la veine au laboratoire sur une sonde. Il y avait donc contraste entre l'état de désorganisation des artères et l'intégrité de la veine.

Comme il était à craindre, la nouvelle intervention dut arriver trop tard, car le malade mourut d'épuisement après une nouvelle amputation au tiers moyen de la cuisse, au-dessous de la suture vasculaire, au treizième jour de son anastomose, sans que la fémorale n'ait cessé de battre dans cette région.

Observation II

Tirée du discours de San Martin y Satrustégui à l'Académie de Médecine de Madrid, 1902. Thèse de Lecercle, Lyon, 1902.

Anastomose artério-veineuse (suture latéro-latérale) pour une gangrène du pied.

B... H. 76 ans, né à Tolède, charretier.
Pas de syphilis. Pas d'éthylisme.

Fit, il y a dix mois, d'après ce qu'il raconte, un faux pas avec entorse du pied droit, qu'un charlatan traita par un bandage serré.

Au troisième jour, il dut enlever la bande, parce que trois orteils avaient pris une couleur lie de vin, et surtout que des douleurs intolérables s'y faisaient sentir.

Quelques mois après, on lui fit la désarticulation de ces orteils entre la première et la deuxième phalange.

A l'entrée du malade dans le service la lésion était cependant moins douloureuse, moins étendue aussi, que dans le cas précédent.

Malgré son grand âge qui n'était pas pour engager à pratiquer sur lui des essais opératoires, on se décida cependant et une nouvelle expérience clinique fut tentée.

En voici les particularités. L'artère et la veine adhéraient tellement l'une à l'autre que, pour l'hémostase, il fut nécessaire de faire exercer la compression par des tubes en caoutchouc qui englobaient tout le paquet dans leur constriction ; les nerfs cependant furent soigneusement dégagés. La veine fémorale était d'ailleurs remplie de sang, mais les parois épaissies ne permettaient pas de voir au travers la couleur de son contenu. De nombreuses collatérales artérielles et veineuses donnaient du sang en abondance ; nous dûmes les lier chacune en particulier.

Arrivé au temps de l'incision des vaisseaux, la veine se prêta bien à l'action du bistouri et de l'aiguille ; mais l'artère, dont la tunique externe cédait à l'instrument coupant, avait une tunique moyenne blanche comme de la chaux et dure comme du quartz où s'épointèrent deux bistouris. Craignant qu'elle ne résistât pas à la suture, je me contentai d'une ponction et de coudre l'adventice à la moitié antérieure de l'incision veineuse. Ceci fait, j'enlevai les ligatures et les vaisseaux se gonflèrent. La veine n'était pas assez transparente pour montrer si le passage du sang artériel pouvait se faire par la petite ponction pratiquée.

Je fermai la plaie par une suture profonde et laissai un drain sous la peau. Sur le pied malade, une amputation de Syme me parût plus sûre qu'une nécrotomie.

Le cours post-opératoire fut satisfaisant, puisque les dou-

leurs disparurent, le moignon garda sa vitalité et la plaie
fémorale se cicatrisa par première intention.

On ne put avoir aucun renseignement sur les suites éloi-
gnées.

Sur le moment donc, le malade sembla avoir bénéficié de
l'intervention.

OBSERVATION III

Prise dans le service de M. JABOULAY et insérée dans la *Rev. de Chirur.*
(art. GALLOIS et PINATELLE) et dans la thèse de LECERCLE, 1902.

*Anastomose artério-veineuse pratiquée par M. Jaboulay pour
une gangrène du pied gauche, 14 juin 1902. — Mort le
19 juillet, probablement par embolie cérébrale.,— Autopsie.*

M..., 47, ans, pâtissier.

Antécédents : Père et mère morts d'affections inconnues.

Personnellement, pas de maladie importante à signaler. Il
nie toute maladie vénérienne. Pas de stigmate, ni de signe
actuel de syphilis. Pas de paludisme. Quelques habitudes
éthyliques (absinthe assez rarement, un petit verre par jour
d'eau-de-vie ou de cognac, 3 litres de vin) Léger tremblement
des mains, pas de pituite, pas de cauchemars. Tabagisme
modéré.

Pas de signes de brightisme, ni de diabète. Pneumonie il
y a trois ans. Pas de bronchites habituelles.

Le début de l'affection pour laquelle il vient à l'hôpital date
d'un an et demi environ, pendant l'hiver 1901-1902.

Le malade commença par ressentir des douleurs dans le
pied droit, parfois, mais rarement, dans le pied gauche. Ces
douleurs à peu près continues étaient cependant augmentées
sous forme d'élancements intermittents après la fatigue et la
marche. Un peu de claudication intermittente à ces moments.
Il put néanmoins continuer son métier pendant un an environ.
La peau n'avait jamais subi de modifications de couleur ou
d'aspect.

En novembre 1901, il entra à l'Hôtel-Dieu ; depuis une quin-
zaine de jours, il éprouvait une sensation de froid au niveau
du pied droit et de picotements remontant parfois jusqu'au
mollet. Ces douleurs étaient toujours modérées. Rien du côté
opposé.

Les douleurs augmentèrent progressivement jusqu'au mois
de janvier 1902. A ce moment, le pied commença à noircir au
niveau du petit orteil. La gangrène évolua lentement et mit
deux mois pour gagner le gros orteil et la partie tout à fait
antérieure du pied, respectant la semelle plantaire. Elle resta
toujours sèche, ne s'accompagnant que d'un léger suintement
hémorragique ; jamais de suppuration. Les douleurs étaient
devenues très violentes.

Amputation de Chopart le 15 mars 1902. Cette amputation
ne calma pas les douleurs qui revinrent dès le deuxième jour;
huit jours après, le lambeau était sphacélé.

La gangrène continua à progresser, restant toujours sèche,
et remonta jusqu'à mi-jambe en un mois et demi ; les douleurs,
plus vives que par le passé, nécessitaient de fréquentes injections de morphine.

Au-dessus, le membre devenait froid jusqu'à la partie inférieure de la cuisse, les battements artériels n'étaient plus perçus à la fémorale, ils étaient même diminués à la fémorale
opposée ; aucune gêne de la circulation veineuse.

Pas de température ; une ou deux petites escarres au tro-
chanter.

Le reste de l'arbre artériel présente quelques signes d'athérome. Les radiales sont dures et sinueuses. Les temporales se
dessinent sous les téguments.

Rien à l'auscultation du cœur, notamment de l'orifice aortique ; l'aorte abdominale bat avec force.

Les autres viscères paraissent sains.

Les urines, examinées à divers reprises, n'ont jamais contenu ni sucre, ni albumine.

Le malade a été soumis pendant quelque temps et sans
succès au traitement par les peptones, puis à une médication

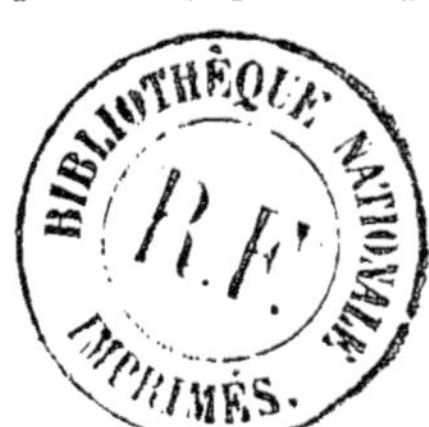

2 CII

par des cachets et des injections rectales de sérum, qui furent bien tolérées.

Amputation de la cuisse droite à la partie moyenne le 1ᵉʳ mai 1902, nécessitée par les progrès de la gangrène et surtout par l'intensité des douleurs.

Cette opération est pratiquée sans application de la bande d'Esmarch. Les tissus superficiels sont exsangues ; un jet de sang très faible s'échappe de la lumière des grosses artères ; seules la fémorale et la fémorale profonde doivent être liées.

Sur la cuisse amputée, une portion des vaisseaux poplités est prélevée pour l'examen histologique.

La guérison opératoire fut normale et la cicatrisation complète en dix jours, malgré le peu de vitalité des tissus.

Les douleurs cessèrent de suite après l'opération et l'état général du malade fut sensiblement amélioré.

Mais quelques jours seulement après l'amputation de la cuisse droite, des symptômes de gangrène apparaissaient pour la première fois au niveau du membre opposé, indemne jusque-là.

Il se refroidit peu à peu, s'exulcéra au niveau du dos du pied, les battements artériels cessèrent d'être perçus à la tibiale postérieure et à la pédieuse, les douleurs reparurent plus fortes que jamais. Devant la gravité de la situation, M. le professeur Jaboulay se décida à intervenir pour prévenir le sphacèle imminent du membre en pratiquant une anastomose artério-veineuse dans le triangle de Scarpa.

Anastomose artério-veineuse des vaisseaux fémoraux gauches le 14 juin 1902. Anesthésie à l'éther.

Incision longitudinale dans l'axe du triangle de Scarpa, conduisant sur les vaisseaux fémoraux, artère et veine, qui sont mis à nu. L'hémostase provisoire est réalisée par deux fils placés en anse, l'un sur le bout central de l'artère, l'autre sur le bout périphérique de la veine ; la coudure de l'artère par la traction du fil arrête incomplètement le passage du sang.

On pratique la suture à la soie fine des adventices des deux vaisseaux sur leurs bords adjacents ; le long de cette ligne de suture, ces vaisseaux sont alors longitudinalément ouverts par une incision de 3 à 4 centimètres sur leurs faces latérales adjacentes.

L'hémostase doit être alors complétée, du côté du bord central de l'artère, par la striction, à un nœud unique provisoire, de l'anse de catgut placée ; la récurrence artérielle donnant encore un petit suintement gênant, un aide fait la compression digitale du bout périphérique ; une compression analogue est exercée sur le bout central de la veine. Le champ opératoire est alors complètement étanche. Dans la lumière artérielle est engagée une sorte de caillot ou de plaque d'athérome remontant trop haut pour pouvoir être extirpée par l'incision vasculaire.

Une deuxième ligne de suture à points séparés à la soie réunit l'endartère à l'endoveine dans leur partie postérieure et en troisième rang, ces mêmes tuniques en avant.

Des fils superficiels réunissent en dernier lieu les adventices avant l'anastomose.

Les phénomènes consécutifs furent les suivants :

La compression supprimée, on voit la circulation se rétablir sans le moindre suintement de sang par la ligne de suture. Le fil noué en amont sur l'artère est légèrement desserré, il est laissé cependant en place de façon à diminuer l'afflux sanguin pendant quelques heures. Les pulsations n'apparurent pas dans les veines ; on crut en apercevoir le soir et le lendemain matin dans la veine poplitée, mais elles ne persistèrent pas, la saphène se distendit nettement, mais par gêne de la circulation de retour, ne se remplissant que de bas en haut à l'épreuve du doigt.

Jamais on n'aperçut de thrill à la palpation. Le soir, le malade souffrant beaucoup et la température locale restant à 28°, M. Jaboulay décida de desserrer le nœud laissé sur l'artère.

On put constater qu'il s'était relâché et n'offrait pas d'obstacle à la circulation. Les battements étaient pourtant très faibles dans la plaie. La température locale continua à s'abaisser progressivement. Le 14 (matin avant l'opération), 28°.

Le 14 au soir, 28° ; le 15 au soir, 25° ; le 16 au matin, 26°2 ; le 17 au matin, 25° ; le 18 au matin, 24° ; le 19 au matin, 23°6.

Au bout de huit jours, le sphacèle du pied était manifeste. Les petites phyctènes des orteils s'étaient étendues et entourées de plaques noirâtres. Tout le pied, froid et insensible, était uniformément violacé, et cette teinte se continuait par marbrures sur la face postérieure de la jambe, jusqu'à son milieu. Sur tous ces points, anesthésie superficielle et profonde ; au-dessus, hyperesthésie très vive à la pression et au simple frôlement, douleurs intolérables. Puis, le sphacèle continua à progresser lentement ; il atteignit toutefois le genou sans sillon net d'élimination. Pas de température.

Au bout d'un mois (12 juillet), amputation de la cuisse gauche, toujours sans bande d'Esmarch. Les tissus superficiels étaient peut-être moins exsangues que ceux du côté opposé, lors de la précédente amputation, mais les gros vaisseaux étaient encore plus obstrués ; ils ne donnèrent pas une goutte de sang et ne nécessitèrent pas la ligature.

La dissection du membre permis d'y constater de grosses fusées purulentes profondes remontant presque jusqu'à la ligne d'amputation. La sensibilité et l'induration des plans superficiels n'avaient pas permis de les percevoir sur le malade, et l'oblitération des vaisseaux expliquait bien pourquoi cette putréfaction locale ne s'était pas accompagnée de signes de résorption septique. Les gros trous veineux étaient en effet complètement obstrués de caillots mous relativement récents ; l'artère principale, qui avait encore une lumière minime à la ligne d'amputation, s'oblitérait seulement quelques centimètres plus bas, vers la division de la poplitée, par des végétations pariétales blanches et résistantes, qui la transformaient en un cordon plein. Cinq jours après, le malade, dont la température s'était élevée progressivement depuis deux jours de la normale au voisinage de 40°, fut emporté brusquement, probablement par une embolie cérébrale. Il fut

saisi soudainement, en effet, de dyspnée et de coma et expira
au bout de quinze à vingt minutes, après avoir présenté de
légers mouvements convulsifs de la main gauche.

Autopsie le 19 juillet (quarante-quatre heures après la
mort). — Éviscération abdominale totale. Le cadavre est dans
un état de putréfaction avancée.

Après avoir pratiqué l'ablation totale de l'arbre circula-
toire du cœur aux lignes d'amputation des cuisses, on procède à l'examen viscéral.

Les poumons enlevés, on constate des adhérences pleurales
doubles étendues ; le sommet gauche a dû être déchiré, on
y constate à la coupe plusieurs petites cavernes ; rien sur le
reste des poumons. Pas d'infarctus.

Le cœur est gros et flasque et le ventricule droit très dilaté ;
athérome accusé de l'orifice aortique avec plaques calcaires
sur le bord libre des valvules et l'origine de l'aorte ; pas de
lésions orificielles.

Sur la colonne vertébrale, au niveau de la région dorso-lom-
baire, abcès antérieur, du volume du poing, faisant saillie
sur la cavité abdominale et provenant du flanc gauche des
dernières dorsales.

Le foie ni la rate ne présentent rien d'anormal.

Les reins sont un peu gros avec quelques kystes.

Le cerveau n'a pu être examiné.

Donc tuberculose avancée restée latente et athérome discret
en dehors du tronc vasculaire prélevé dont suit l'examen :

1° *Bifurcation de l'aorte*. — Les lésions artérielles ne sont
appréciables qu'à partir de ce point. L'aorte thoracique ne
présente en effet qu'un peu d'épaississement des parois sans
induration ni plaque calcaire. A 4 centimètres au-dessus de
la bifurcation apparaît, au contraire, une plaque crétacée de
3 à 4 millimètres d'épaisseur moyenne, blindant à peu près
circonférentiellement le vaisseau et se prolongeant sur les
deux iliaques primitives. Elle est hérissée de nombreuses
aspérités sur lesquelles se sont séparées d'épaisses couches

de fibrine qui contribuent à réduire considérablement le calibre vasculaire au niveau de la bifurcation.

2° *A droite* (côté le premier atteint). — A la naissance de
l'iliaque primitive, un caillot volumineux de fibrine organisée
et d'âge ancien obture complètement la lumière très étroite
de cette artère, dans laquelle il se prolonge sous forme d'un
cordon moniliforme sur toute sa longueur. La circulation
était donc complètement interrompue dans tout le territoire
de l'iliaque primitive et de ses deux branches que caillots et
plaques calcaires continuaient à oblitérer dans leurs divisions.

3° *A gauche* (côté de l'anastomose). — L'iliaque primitive
reste au contraire perméable, mais son origine est très rétré-
cie par les plaques calcaires et la bifurcation aortique : son
diamètre peut être comparé à celui d'une cubitale.

Au niveau de sa terminaison, nouvelles plaques s'étendant
sur ses deux branches, laissant à peine l'hypogastrique perméable à un stylet, tandis que l'iliaque externe conserve à
peu près le calibre de la branche originelle.

Au niveau de l'anastomose, l'artère est encore perméable
malgré le caillot constaté au cours de l'opération et nous
avons vu qu'elle ne s'oblitérait complètement que plusieurs
centimètres au-dessous de la ligne d'amputation.

Perméable aussi l'orifice artério-veineux quoique réduit
aux dimensions d'une petite plume d'oie. A son niveau, on ne
voit macroscopiquement aucune trace de la cicatrisation des
parois de l'artère et de la veine dont les tuniques se pénè-
trent sans ligne de démarcation visible à l'œil nu. L'altéra-
tion cadavérique ne permet pas de songer à un examen des
endothéliums vasculaires à ce point de vue. Du côté veineux, l'orifice anastomotique débouche dans un segment du
vaisseau perméable et dilaté de 5 centimètres, en forme de
poche en amont et en aval de laquelle la veine s'oblitère complètement en gros caillots mous récents qui supprimaient
fonctionnellement l'anastomose créée.

Examen histologique des pièces (par M. le professeur
Renaut). — La fixation des pièces a été faite soit dans l'al-

cool, soit dans le bichromate acétique ; l'inclusion à la paraf-
fine ; la coloration soit à l'hématéine-éosine, soit à la fuchsine
ferrique et autres colorants.

L'aorte, qui présentait des plaques d'athérome, n'a pu être
examinée : les artères des deux côtés offraient des lésions
identiques.

Macroscopiquement : leur rétrécissement considérable par
hypertrophie des parois était manifeste ; nulle part il n'était
plus marqué toutefois qu'au niveau de la poplitée du côté
atteint en deuxième lieu ; il apparaissait à ce niveau causé par
une saillie en forme de papille caliciforme accrochée en un
point de la paroi et faisant saillie dans la lumière du vaisseau
qu'elle réduisait à une mince fente curviligne.

Cette production se poursuivait suivant une hauteur de
plusieurs centimètres.

Histologiquement, elle était constituée par un épaississement énorme de l'endartère seule ; les deux autres tuniques
paraissaient normales en tout point. La limitante élastique
se divisait sur les bords du bourgeon endartérique pour le
border d'une double ligne élastique, l'une interne, l'autre
externe, quelques rares fibres élastiques s'éparpillant dans
son intérieur.

Quant au bourgeon lui-même, il était constitué d'un grand
nombre d'assises conjonctives feuilletées, avec les rares fibres
élastiques que nous avons décrites et de nombreux et fins
capillaires néoformés.

Les veines, même oblitérées de caillots, ne présentaient pas
de lésions pariétales accusées.

Les nerfs paraissaient sains.

— 24 —

Observation IV

Wieting-Pacha, Constantinople.
Journal de Chirurgie. Revue critique, septembre 1908.

*Traitement opératoire de la gangrène par sclérose vasculaire
au moyen de l'anastomose artério-veineuse.*

Il s'agit d'un homme de 40 ans, amputé, il y a un an, au
niveau de la cuisse, pour une gangrène du pied droit. Depuis
deux mois, il ressent des douleurs dans le pied gauche et il
vient à l'hôpital pour tâcher d'éviter la perte de son second
membre.

Le pied gauche et la jambe, jusqu'à 15 centimètres au-dessus des malléoles, sont froids, toute la région froide est de
couleur livide. La peau du pied est œdématiée, d'aspect lui-
sant, comme cela se voit fréquemment au début de la gangrène. Le patient, instruit par la maladie de son pied droit,
qui a débuté exactement de la même façon, accepte facilement
l'intervention proposée.

Le 10 janvier, sous anesthésie lombaire, sans hémostase
artificielle, on pratique une incision suivant l'axe du triangle
de Scarpa. On respecte les ganglions inguinaux qui sont
hypertrophiés : on dénude les vaisseaux fémoraux à la
pointe du triangle, là où il n'existe plus de branches collatérales. Pour arrêter la circulation, Wieting a la précaution
de serrer les vaisseaux avec un gros catgut sur un tube de
caoutchouc ; la striction doit être légère et s'arrêter dès que
le cours du sang est interrompu. (Par ce procédé on évite
autant que possible les lésions vasculaires, causes fréquentes
des thromboses tardives.) L'artère fémorale est sectionnée assez bas ; le bout périphérique est oblitéré et le bout central est
introduit d'au moins un centimètre dans une incision pratiquée à la face antérieure de la veine fémorale. Puis on suture
circulairement l'orifice de la veine à la paroi de l'artère ; les
fils traversent toute la paroi de la veine, mais ne sont pas
perforants au niveau de l'artère.

On lâche progressivement les ligatures temporaires et le sang circule du bout central de l'artère dans le bout périphérique de la veine qui se distend et bat. Une ligature avait été posée sur la veine fémorale au-dessous de l'embouchure de la saphène, mais le vaisseau ne fut pas sectionné pour que l'anastomose soit plus facile à exécuter sur une paroi naturellement tendue.

Aussitôt après l'opération, le pied et tous les orteils deviennent chauds et roses,

Le cinquième jour, la chaleur et la couleur rosée se sont maintenues ; de plus, les douleurs ont complètement disparu depuis l'opération. On note une légère dilatation des veines du pied, mais jamais on ne put voir ou percevoir de pulsations à leur niveau.

Le 7 mars, près de deux mois après l'intervention, la guérison se maintient ; plus de douleurs, le pied est toujours chaud et coloré, la plaie est totalement cicatrisée.

Malheureusement, le malade présente du côté des membres supérieurs des signes de mauvaise circulation avec menace de gangrène ; de plus il accuse des troubles cérébraux avec commencement de ramollissment.

Ce cas, bien qu'incomplet, est intéressant; il montre les résultats obtenus à grand'peine chez les gens atteints de sclérose artérielle ; résultats précaires peut-être, mais néanmoins palpables.

OBSERVATION V

Prise dans le service de M. JABOULAY par M. ALAMARTINE, interne.

DIAGNOSTIC CLINIQUE : *Gangrène du membre inférieur gauche par artérite oblitérante remontant jusqu'à la partie moyenne de l'artère poplitée et probablement d'origine syphilitique.*

Intervention. — Le 5 septembre 1908 (MM. Jaboulay et Carrel). Anastomose artério-veineuse entre l'artère et la veine fémorale dans la région moyenne du canal des adducteurs.

Suites opératoires. — Aseptiques. Renversement partiel de la circulation. Limitation de la gangrène.

12 septembre. — Amputation de jambe au tiers inférieur.

Mort trois semaines après d'une embolie massive de l'artère pulmonaire gauche.

Autopsie. — Le 25 septembre. Suture avec coaptation parfaite. Thrombose de la veine fémorale remontant jusqu'au niveau de l'iliaque externe.

Ver... Louis-Henri, 43 ans, cordonnier à Saint-Donat (Drôme), entré dans le service de M. Jaboul. y le 1ᵉʳ septembre 1908, lit n° 29. Mort le 24 septembre 1908.

Antécédents héréditaires. — Rien de particulier.

Antécédents personnels. — Aurait eu la syphilis à l'âge de 15 ans ; en tout cas il n'eut jamais de manifestations secondaires. Un peu d'éthylisme. Pas de signes de brightisme ni de diabète.

Bonne santé habituelle.

Il entre à l'hôpital pour une gangrène par artérite du pied gauche.

Début de l'affection actuelle. — Depuis trois ou quatre mois le malade éprouvait des douleurs dans son membre inférieur. il avait fréquemment des crampes douloureuses avec sensation de doigt mort. Quelques douleurs irradiées et enfin, de temps en temps, un peu de claudication intermittente. Trois semaines avant son entrée à l'hôpital, il s'aperçoit que les doigts du pied gauche devenaient froids. Les douleurs par élancements devenaient plus vives et des plaques de gangrène d'abord lie de vin, puis de plus en plus foncées, apparurent, le forçant à venir à l'hôpital.

Actuellement, les doigts du pied gauche sont momifiés, des plaques noirâtres le sillonnent, remontant jusqu'au niveau du cou-de-pied. Les douleurs ne font que s'accroître. La température locale est de 38° à droite, 37°8 à gauche.

Rien au cœur. On sent facilement les battements artériels de la fémorale du côté gauche. Dans le reste de l'arbre artériel quelques signes d'athérome, notamment à la radiale, à la temporale, qui sont dures. Les autres viscères paraissent sains.

Ni sucre, ni albumine.

Le 5 septembre 1908, devant cet état de choses, on décide d'intervenir.

Intervention — M. le professeur Jaboulay et M. le docteur Carrel-Biard, professeur de chirurgie expérimentale au « Rockfeller Institut », de New-York, procèdent à l'anastomose artério-veineuse. Celle-ci comprend les temps suivants :

Après anesthésie à l'éther, la région étant minutieusement désinfectée, les opérateurs se munissent de gants de fil stérilisés.

Premier temps : Découverte des vaisseaux fémoraux. — M. Jaboulay fait à la région moyenne de la cuisse une incision classique comme pour la ligature de l'artère fémorale ; après avoir reconnu l'artère fémorale, on cherche la veine, mais on tombe sur un canal collatéral de petites dimensions qui semble, *a priori*, être la veine fémorale. La petitesse de ce vaisseau fait que l'on cherche au-dessous de l'artère où l'on trouve la veine assez volumineuse.

Artère et veine sont toutes deux saines, il n'y a pas d'athérome. Les conditions de la suture semblent donc devoir être bonnes. Une fois les vaisseaux découverts, ils sont dénudés en ayant soin de ne pas faire cette dénudation de trop près et de laisser un peu de tissu conjonctif adhérent aux parois vasculaires sur l'étendue de 8 à 10 centimètres.

Deuxième temps : Arrêt de la circulation. — C'est le premier temps de l'opération proprement dite. Les vaisseaux sont placés sur un champ opératoire de soie de Chine noire, afin de rendre plus visibles les fils de soie qui vont servir à la suture. M. Carrel place sur le bout périphérique de la veine et sur le bout central de l'artère de petites pinces spéciales à pression continue, dites « pinces de Crile ». Ceci fait, à 3 ou 4 centimètres de distance des pinces, il place une ligature sur le bout central de la veine et sur le bout périphérique de l'artère. Les vaisseaux sont sectionnés au-dessous de ces ligatures.

Troisième temps : Préparation des vaisseaux pour l'anastomose. — Il est procédé avec les plus grands soins à ce temps opératoire spécial, qui a pour but, en débarrassant la paroi interne des vaisseaux de toute trace de fibrinogène, et en empêchant par la présence d'un corps gras le contact de l'air avec l'endothélium vasculaire, contact qui a été physiologiquement démontré favorable à la coagulation, d'empêcher la formation d'un caillot. Pour ce faire, on commence à laver l'intérieur des vaissaux avec un courant de sérum artificiel stérilisé et maintenu tiède ; le sérum, placé dans un bock laveur maintenu à environ 1 m. 50 de hauteur, est amené dans la lumière du vaisseau par une canule spéciale, tube de verre éfilé à la lampe, dite « canule de Crile ». Le lavage fait, on enlève avec de petites pinces, semblables à celles dont on se sert pour les travaux histologiques, les caillots qui ont pu rester à l'intérieur des vaisseaux.

Les vaisseaux étant ainsi propres, on les enduit intérieurement et extérieurement d'une couche de vaseline stérilisée.

Quatrième temps : Approximation vasculaire et suture. — Pour la suture, on se sert d'aiguilles à broder du n° le plus fin (quadruple 0) munies d'avance de fils de soie à broder des dimensions les plus réduites qu'on puisse trouver dans le commerce.

Ces fils ont été graissés à la vaseline, les aiguilles munies de leur fil passées à travers un carré de flanelle et disposées dans une boîte métallique spéciale où elles plongent dans un bain de glycérine. Tout le matériel a été stérilisé à 120° pendant trente minutes.

Les deux tranches vasculaires étant disposées et bien visibles sur le fond noir, on commence à placer les fils dits « d'appui ». Comme le calibre des vaisseaux est suffisant, M. Carrel juge inutile d'avoir recours à trois fils différents et se contente d'en placer deux aux deux extrémités du diamètre transversal des vaisseaux. Ces fils sont noués, puis avec l'extrémité restée libre de l'un d'entre eux on pratique rapidement une suture totale des deux tranches vasculaires, d'abord sur la face postérieure, puis sur la face antérieure.

Cette suture est constituée par des points perforants en surjet qui prennent toute l'épaisseur des tuniques vasculaires. Les points sont faits assez serrés, distants environ d'un quart de millimètre les uns des autres. L'opération est rendue plus facile par le fond noir du champ opératoire qui rend plus nets les fils blancs.

La durée complète de cette suture ne dépasse guère cinq minutes. L'opération est néanmoins compliquée par un incident. Un peu au-dessous du point où a été pratiquée l'anastomose il existait sur la veine une petite collatérale qui venait s'y implanter, laquelle, au moment de la dénudation, avait été partiellement arrachée. Il en résultait une plaie latérale de la veine. Vu le peu d'étendue de vaisseaux dont on disposait, il était impossible de pratiquer l'anastomose sur un point plus éloigné et il fallait, pour conserver le bénéfice de la longueur des vaisseaux, pratiquer une suture latérale de la veine. Cette dernière fut du reste rapidement exécutée. Dès lors, l'approximation et la suture étant définitives et complètes, on pouvait essayer de rétablir le cours du sang.

Cinquième temps : Rétablissement du cours de la circulation. — Avant d'enlever les pinces, on attend quatre à cinq minutes, puis plaçant un tampon au contact de la suture et en comprimant légèrement, on enlève d'abord la pince qui était sur la veine, puis celle qui était sur l'artère. A ce moment on voit très nettement le sang arriver et pénétrer dans le bout périphérique de la veine ; celle-ci se distend et atteint un volume double environ de celui qu'elle avait avant l'anastomose.

Au niveau des sutures aussi bien termino-terminale que latérale, aucun suintement ne se produit. Dès lors, après avoir attendu quatre à cinq minutes pour s'assurer de l'étanchéité parfaite des sutures, on ferme rapidement la plaie opératoire par une suture en un plan au crin de Florence.

Suites opératoires. — En ce qui concerne l'état local de la plaie, elles furent complètement aseptiques. Le malade fut minutieusement étudié dans les jours suivants, soit au point de vue de la température locale comparée des deux membres, soit au point de vue des phénomènes vasculaires.

Malgré l'examen le plus minutieux, on ne trouva pas les jours suivants de battements au niveau des saphènes externe ou interne, comme il s'en trouve d'habitude dans les cas expérimentaux de renversement de la circulation.

Mais la gangrène semble se limiter et la température locale de l'extrémité infériure de la jambe remonte en cinq jours de 2°, passant de 32°1 à 34°, devenant ainsi égale à celle du membre opposé. Le 11 septembre, c'est-à-dire six jours après l'intervention, on note 34°8 du côté malade, tandis que du côté sain on a 32°8.

Voici du reste le tableau comparatif des températures locales des deux membres prises pendant les jours qui ont suivi l'anastomose :

TEMPÉRATURES LOCALES

DATE		JAMBE DROITE	JAMBE GAUCHE	lu côté de l'anastomose
5 septembre	11 h. 1/2 (matin)..	33°4	32°1	
Jour de l'opération	5 heures (soir)..	33°2	32°2	
6 septembre	10 heures (matin).	34°5	33°5	
8 septembre	10 heures (matin).	32°4	32°3	
9 septembre	10 heures (matin).	34°5	33°1	
10 septembre	10 heures (matin).	**34°**	**34°**	
11 septembre	10 heures (matin).	32°8	34°8	

Cependant, malgré cette élévation locale de la température, les plaques de sphacèle restent stationnaires.

Comme le malade souffre beaucoup, que sa gangrène semble devoir s'infecter et que la température générale s'élève autour de 39°, M. Jaboulay se décide le 12 septembre à pratiquer une amputation.

Mais au lieu de faire cette amputation au lieu d'élection, c'est-à-dire à l'union du tiers supérieur et du tiers moyen de

la jambe, comme on aurait été forcé de le faire dans un cas
ordinaire, la limitation de la gangrène et le rétablissement
de la circulation des plans superficiels permettent de reporter
le trait de section au tiers inférieur de la jambe. Sans hémostase préalable par la bande d'Esmarch, M. Jaboulay pratique
une amputation circulaire avec fente interne. Les lambeaux
sont disséqués en y comprenant d'abord uniquement la peau
doublée de son tissu cellulaire sous-cutané, puis les muscles,
disséquant au ras de l'os et faisant ainsi un véritable lambeau à la Ravaton. Durant cette intervention, on peut constater quelques particularités intéressantes montrant bien que
l'anastomose a provoqué un rétablissement partiel de la circulation. En effet, tandis que l'on trouve de grosses artères
(tibiale antérieure, péronière, tibiale postérieure) oblitérées
et ne saignant pas, les petits vaisseaux musculaires et le muscle lui-même sont au contraire très richement vascularisés, et
grâce à cette circulation, semblent en excellentes conditions
de nutrition, ne laissant aucune arrière-pensée sur la possibilité de sphacèle ultérieur. Il est du reste impossible de dire
si le sang arrive à ce niveau par les veinules ou par les arté-
rioles.

La saphène interne est thrombosée, mais une collatérale
est libre et donne du sang. On ne peut trouver la saphène
externe.

Les suites de l'opération furent bonnes, on nota uniquement
un peu de sphacèle, mais très limitée, au niveau de la ligne
de suture.

La température du malade tomba à la suite de l'ablation
du foyer typique, les douleurs disparurent et la guérison
semblait devoir se produire en un temps relativement court,
lorsque brusquement, le 24 septembre, vers les 3 heures de
l'après-midi, le malade fut pris d'un accès de dyspnée et
mourut en quelques minutes avant que l'on ait eu le temps de
lui porter secours.

L'Autopsie fut pratiquée vingt-quatre heures après la mort.
Elle permit d'abord de constater que la cause de cette der-

nière avait été une embolie massive du poumon gauche et l'attention se porta particulièrement sur la région où s'était passée l'opération. Par une incision partant du milieu de l'arcade fémorale, descendant jusqu'à la face interne du genou et se prolongeant à la face postérieure de la jambe vers l'extrémité du membre, on mit à nu tout le paquet vasculaire (fémorale, poplitée, tibiale postérieure).

On constate qu'il existe une thrombose veineuse partant de la veine fémorale et remontant jusqu'au niveau de l'iliaque primitive. C'est en ce point, sans doute sous l'influence du courant veineux venant de l'autre côté, que le caillot s'est détaché et a provoqué l'embolie pulmonaire.

On examine ensuite la suture elle-même et on constate que cette dernière a parfaitement tenu et que tout s'est passé de la façon la plus aseptique. On retrouve les fils de soie intacts. Il y a seulement autour des vaisseaux des adhérences en voie de formation et qui rendent la dissection particulièrement difficile. Quant à la façon dont devait se passer la circulation à la suite du renversement, on note une particularité assez intéressante. De la veine fémorale, un peu au-dessous de l'endroit où avait été pratiquée l'anastomose, partait une collatérale devenue très volumineuse et qui se rendait dans le bout central de la veine fémorale. Une grande partie du sang artériel devait sans doute revenir par cette voie anastomotique et passer directement dans l'iliaque externe sans avoir à parcourir le membre tout entier. C'est sans doute aussi par cette voie qu'avait dû se faire la thrombose du bout central de la veine fémorale.

Au niveau même de l'anastomose on trouve un gros caillot, mais en ouvrant le vaisseau on constate que ce caillot est d'origine récente. Il n'adhère que très peu aux parois internes de l'artère qui sont lisses, non altérées. Avant d'ouvrir le vaisseau, on a fait l'épreuve de l'eau et on a constaté un léger suintement au niveau de l'anastomose ; ce suintement se fait par un petit orifice créé artificiellement au moment de la dissection de la pièce. Somme toute, l'anastomose semble avoir

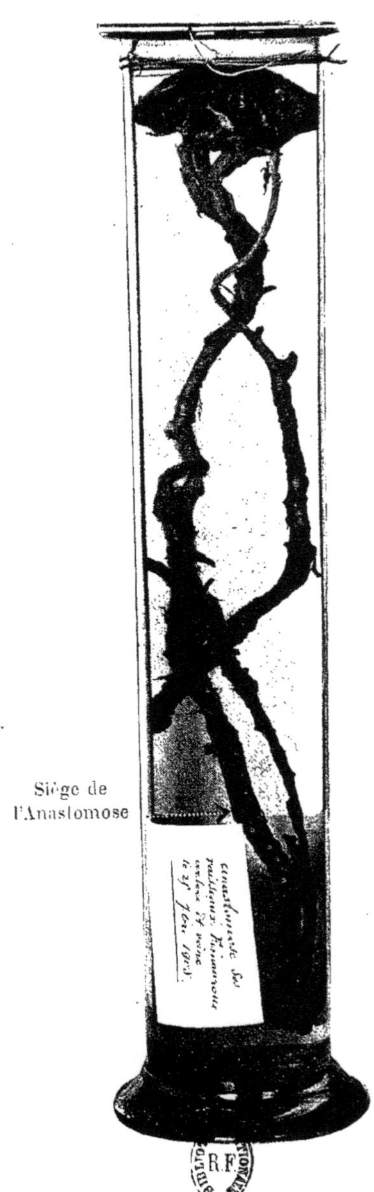

Siège de
l'Anastomose

fonctionné durant un certain temps, malheureusement une thrombose s'est produite, semble-t-il, au niveau de l'extrémité gangrenée et a remonté peu à peu, grâce à la collatérale, elle a gagné le bout central de la veine fémorale, puis l'iliaque externe, d'où embolie à laquelle a succombé le malade.

OBSERVATION VI

Anastomose artério-veineuse pratiquée par Gaston Torrance, docteur en médecine de Birmingham, chirurgien de l'Hôpital St-Vincent, dans un cas de broiement du membre inférieur.

Le 19 juillet 1906, un homme de 40 ans, travaillant dans une fonderie de tuyaux, eut les deux jambes broyées par deux barres de fer pesant environ 267 kilogrammes, qui tombèrent sur lui. Il eut une fracture simple de la jambe gauche et une fracture compliquée de la jambe droite au niveau de la cheville. Examinés sous anesthésie à l'éther, les os de la cheville et de la partie inférieure de la jambe ressemblaient *à de la glace brisée et remuée dans la toile* (traduction mot à mot reproduisant notre expression : « fracture produisant le phénomène du sac de noix »).

On trouva l'artère tibiale antérieure béante et les tissus environnant l'articulation si lacérés qu'on se demandait si les tissus de la face postérieure étaient en bon état ou non. Il y eut un shock considérable et il était presque impossible de découvrir les pulsations de chacun des vaisseaux.

La longue veine saphène était coupée aussi et je décidai de réunir l'extrémité proximale de la tibiale antérieure avec l'extrémité distale de la veine. Le sang coulait des deux vaisseaux et j'assurai l'hémostase temporaire avec des ligatures de soie légèrement serrées jusqu'à ce que j'aie pu achever de réséquer la cheville. Quand je fus prêt à réunir les vaisseaux, je réséquai l'artère au-dessus et la veine au-dessous de la ligature pour arriver à me débarrasser de la partie meurtrie des vaisseaux.

Deux petites sutures de soie furent passées à travers l'épaisseur tout entière de l'artère et ensuite en bas dans la lumière de la veine, sur une longueur de 6 millimètres environ. Quand j'eus tiré fortement et lié, j'invaginai l'artère dans la veine. L'extrémité de la veine était suturée à l'artère par une suture de soie continue. On n'avait besoin d'aucun clamp pour « contrôler » la circulation vu la faiblesse de l'action du cœur. Le sang coulait encore des deux vaisseaux quand l'artère fut invaginée, mais on ne pouvait découvrir aucune pulsation distincte. Il n'y eut pas de battements après que la suture circulaire eut été faite. La blessure était entourée de gaze et le vaisseau suturé était couvert d'un lambeau de muscle qu'on pouvait soulever pour l'inspection du vaisseau. Le pied fut placé sous un courant d'acide carbolique (acide phénique!) en solution à $\frac{1}{2}$ p. 100, et tenu chaud avec une bouillotte d'eau chaude.

Les jours suivants, le pied était chaud et normal en apparence. La circulation paraissait aussi bonne que dans l'autre pied. La motilité et la sensibilité étaient normales. A environ 12 centimètres 5 du point de la suture on pouvait voir le vaisseau et sentir de légères pulsations. Le vaisseau semblait être entièrement distendu. L'artère était intacte le onzième jour après l'intervention et les tissus périphériques saignaient un peu quand on les épongeait. On ne pouvait percevoir aucune pulsation, mais l'artère semblait être dans de bonnes conditions et charriait un léger courant de sang. Les parois de l'artère étaient fermes et tendues et, selon toutes probabilités, il se formait un caillot, lequel dans le cours des jours suivants remplit complètement la lumière du vaisseau et le rendit rigide.

Pendant quelques jours, je ne l'examinai pas, mais lorsque j'entrepris de le faire, je trouvai seulement une corde très rigide et que je reconnus comme étant le vaissau. Ses caractères étaient tels qu'on ne pouvait reconnaître la suture.

Je crois que la veine donna probablement du sang au pied pendant deux semaines, jusqu'à ce qu'une nouvelle circulation collatérale eût été établie ; circulation qui devenait de plus en plus intense au fur et à mesure que la fibrine se coagulait dans le vaisseau en rétrécissant constamment la lumière.

Quatre mois plus tard environ, l'os apparaissait dans des conditions quelque peu malade et le sujet insista pour avoir le pied amputé. Malheureusement on le fit pendant que j'étais en Europe et on ne découvrit rien qui permît de savoir comment la circulation du pied s'était établie.

(Traduction presque littérale tirée de TORRANCE :
Arterio-Venous Anastomosis, Annal of Surgery, 1907.)

OBSERVATION VII

Tirée de la communication faite par DOBERAUER à la Société des Médecins allemands de Bohême, 3 juillet 1908.

Gangrène du membre supérieur après embolie. — Artériotomie, puis anastomose artério-veineuse. — Perception des battements de la veine.

Mme X..., femme qui se présente avec une affection du membre supérieur. Elle éprouve, dit-elle, des sensations de doigt mort, sa main est légèrement refroidie et prend une couleur livide. Elle éprouve des douleurs spontanées du côté de son membre supérieur. Doberauer constate qu'il s'était produit probablement une embolie de l'artère humérale, et devant les symptômes manifestes de gangrène commençante, il décide d'intervenir. Il pratiqua d'abord une artériotomie après toutes les précautions d'asepsie nécessaires, et put arriver à enlever de l'artère humérale un caillot sanguin long d'environ 3 centimètres qui obturait ce vaisseau et certainement avait produit tous les symptômes ressentis par la malade.

Il sutura l'artère, mais, dit-il, les caillots se reproduisirent au même point et les menaces de gangrène ne furent en aucune façon influencées par l'opération.

Devant cet état de choses et pour essayer d'apporter un remède aux douleurs de la malade, Doberauer se décida, quelques jours après, à pratiquer une anastomose artério-

veineuse afin de ramener la circulation dans le membre qui
en était privé. Il anastomosa donc, après avoir observé une
technique rigoureuse et une asepsie encore plus parfaite que
dans la précédente opération, l'artère humérale, bout central,
avec une des nombreuses veines qui sillonnent le bras. L'opération eut lieu sans incident notable et, huit jours plus tard,
Doberauer eut la satisfaction de pouvoir présenter sa malade
à la Société des médecins allemands de Prague. Tous cons-
tatèrent que la circulation se faisait par la veine et pouvaient
sentir dans ce vaisseau un pouls veineux parfaitement syn-
chrone à la systole cardiaque. La circulation était donc rétablie et la gangrène, tout au moins dans les jours suivants,
fut sensiblement améliorée de ce fait.

(Revue de Chirurgie critique.)

Observation VIII

Résumée de Tuffier. *Soc. de Chirur. de Paris*, 24 avril 1908, p. 417.

*Gangrène du pied gauche. — Anastomose latéro-latérale dans
le triangle de Scarpa. — Mort.*

X..., 56 ans, terrassier, entre le 2 février 1906 pour une
gangrène du pied remontant à trois mois.

Antécédents héréditaires : rien à signaler.

Antécédents personnels : a eu la syphilis et la fièvre
typhoïde.

Début de la gangrène, il y a trois mois, par le gros orteil
gauche. Actuellement, la gangrène occupe tout l'orteil et
remonte jusqu'à l'articulation métatarso-phalangienne. On
sent les battements de la fémorale, mais ceux de la pédieuse
sont très faibles, ainsi que ceux de la tibiale postérieure en
arrière de la malléole. On se décide à pratiquer une anastomose latéro-latérale.

Intervention. — On pratique une incision de 8 centimètres
à la pointe du triangle de Scarpa ; on fait l'hémostase en
soulevant l'artère et la veine au moyen d'une anse de catgut.
On lie un canal veineux collatéral.

Quatre points de suture, prenant la veine et l'artère en arrière (suture postérieure), sont placés avec des aiguilles courbes très fines et des fils de lin très fins. Les points ne sont pas perforants. A 2 centimètres environ des bords de section on place deux points de suture aux deux extrémités de cette première rangée, pour affronter.

Incision de l'artère et de la veine parallèlement à leur longueur, sur 1 centimètre et demi de long. Sutures perforantes des lèvres antérieures, puis trois points de catgut d'approche non perforants tout à fait en avant.

On laisse la circulation se rétablir, l'hémostase est parfaite, l'artère bat au-dessus de la suture et plus faiblement au-dessous.

Ligature de la veine fémorale au-dessus de l'anastomose ; à ce niveau la veine est fortement dilatée et animée de frémissements.

Du côté du pied, l'aspect gangreneux n'est pas modifié, la teinte cireuse des parties molles devient bleuâtre, les battements de la poplitée ne sont pas modifiés.

Les jours suivants, la plaie opératoire est parfaite, mais l'état général s'aggrave et le malade, en état de subdelirium continu, meurt le 14 février.

Autopsie. — On constate la cicatrisation parfaite de la plaie opératoire. Le membre inférieur (peau seule) est gangrené jusqu'au genou. Dissection de la veine et de l'artère rendue difficile par la guangue cicatricielle qui les entoure. Un stylet passé dans la veine est arrêté au-dessous de la cicatrice. L'orifice anastomotique paraît, du côté de l'artère, recouvert d'endothélium ; sur la veine on trouve un caillot adhérent à l'orifice anastomotique.

L'histoire de ce malade montre l'importance des lésions athéromateuses dans la réussite des opérations sur les vaisseaux ; c'est par là que la chirurgie humaine s'éloigne des expériences.

CHAPITRE IV

TECHNIQUE OPÉRATOIRE

Nous étudierons successivement dans ce chapitre :

1° Les principes généraux des sutures artérielles et artérioso-veineuses.

2° Les différents procédés employés jusqu'à aujourd'hui.

3° Les avantages et les inconvénients de chacun de ces procédés.

1° Principes généraux des sutures artérielles.

Le but de toute suture artériélle étant de rétablir définitivement la circulation, il faut réaliser tout d'abord l'étanchéité des sutures, et ensuite, empêcher la formation de caillots, soit immédiats, soit consécutifs, ainsi que le rétrécissement des parois vasculaires par rétraction de la cicatrice.

Deux points sont surtout à envisager : Les points peuvent-ils être perforants et comment luttera-t-on contre la coagulation ?

Tout d'abord, en raisonnant par analogie avec ce qui

se passe dans les sutures intestinales, on avait cru à la nécessité absolue de ne pas avoir de points perforants. Dans les premiers essais de sutures artérielles, on cherchà donc tout d'abord à ne laisser aucun fil dans la lumière vasculaire. Carrel, dans ses premiers travaux, recommandait de ne pas prendre l'endartère dans la suture. Toujours dans ce même but, MM. Jaboulay et Briau, dans une série de dix expériences sur les carotides des chiens, utilisaient des points en U et éversaient les bords vasculaires de manière à adosser tunique interne à tunique interne. Dans le même but, Murphy avait imaginé et appliqué deux fois chez l'homme son procédé de suture dit par « invagination ». D'autres auteurs redoutaient les points perforants à cause de l'hémorragie : c'était le cas, notamment, de Jassinowki et de Reinsholm. Mais, à l'heure actuelle des expériences de Jensen, des résultats récents de Carrel, il est définitivement acquis que l'on peut laisser à demeure un catgut aseptique ou un fil de soie à l'intérieur d'un vaisseau, sans qu'il se produise la moindre coagulation. Notamment Jensen a placé transversalement, pendant dix-huit jours, un fil de catgut dans la lumière de la carotide primitive sans qu'il se soit produit la moindre coagulation. Au bout de ce temps, le fil se détachait et était balayé par le courant sanguin. En examinant histologiquement ce fil, on le trouva couvert d'endothelium. Il est donc possible d'affirmer, en se basant sur l'ensemble de ces expériences, qu'un fil perforant aseptique ne détermine pas de thrombose. Peu à peu, la suture se recouvre d'endothelium et s'extériorise par rapport au contenu du vaisseau.

Le revêtement interne de l'artère se comporte d'une

façon analogue au revêtement péritonéal de l'intestin. Si l'on examine, au point de vue histologique, l'artère, au niveau de la suture quelque temps après l'intervention. on trouve bien une cicatrice dans la couche moyenne, mais au niveau de l'endothélium, la couche est continue. Carrel a, dans maintes circonstances, sur des pièces expérimentales, constaté ce fait. Le second reproche que l'on a fait aux points perforants, c'est celui de ne pas assurer une étanchéité suffisante. Ce reproche ne s'adresse qu'à ceux qui n'ont pas su employer une technique suffisante. Pour réaliser, même avec des points perforants, une étanchéité parfaite, il suffit, ainsi que l'ont définitivement démontré, au point de vue expérimental, Carrel et Frouin, de se servir d'aiguilles et de fils très fins. Frouin employa des aiguilles n° 16 de Kirby et une soie, dite « soie floche », 1 1/2. M. Carrel, d'une façon courante, se sert des aiguilles à broder les plus fines que l'on puisse trouver dans le commerce, et de la soie également du commerce aussi fine que l'on puisse se la procurer.

A ce point de vue, il n'y a donc pas besoin d'instrumentation spéciale, et on peut faire d'excellente chirurgie vasculaire avec des aiguilles et de la soie que l'on trouve partout.

Ces aiguilles très fines font dans la paroi des vaisseaux des trous imperceptibles, et à condition que les points soient suffisamment rapprochés, il ne se produit absolument aucun suintement sanguin. Les trous très petits ont encore un autre avantage : non seulement le sang ne passe pas à l'extérieur du vaisseau, mais le suc musculaire lui-même ne filtre pas dans la lumière artérielle. Or, on sait que ce suc musculaire est un des agents les plus actifs de la coagulation sanguine.

Pour lutter contre celle-ci, Carrel se sert de fils vaselinés ; il a soin également de vaseliner les parois des vaisseaux. Ces précautions, quoique très utiles, ne sont pas absolument nécessaires. Frouin a pu obtenir d'une façon constante de très bons résultats avec des fils secs.

Toujours dans le but d'éviter cette formation de caillots, il y a lieu de réduire au minimum le traumatisme que l'on fait subir à l'endothélium. Une question importante, à ce point de vue, est de savoir comment on réalisera l'arrêt de la circulation pendant le cours de l'opération, en définitive, comment on fera l'hémostase temporaire.

Cette hémostase temporaire est indispensable pour faire une suture correcte: on l'a réalisée en comprimant, sans grande précaution, l'artère, soit avec des pinces à mors caoutchoutés (Delbet, Stich), soit avec des pinces à mors croisés, comme celles de Frouin. Carrel s'est servi et se sert encore, à cet effet, des pinces à pression continue, dites « pinces de Crile ». Le procédé ainsi employé est quelque peu brutal; extérieurement, la paroi artérielle ou veineuse, une fois les pinces enlevées, revient à sa situation primitive. La circulation se rétablit de suite, et extérieurement, le vaisseau ne porte aucune trace du traumatisme qu'il vient de subir; mais, malheureusemnt, malgré cette intégrité apparente, il arrive souvent que l'endothélium ait subi des modifications qui, dans la suite, seront l'amorce d'un caillot, lequel commencera au niveau d'une zone de desquamation épithéliale correspondant au point d'application de la pince.

Lexer a vu cet accident se produire dans un cas chez l'homme ; Carrel a eu également un fait expérimental tout à fait démonstratif à cet égard; aussi, toutes les fois qu'il ne s'agit pas d'un très gros vaisseau, Carrel a-t-il définitivement renoncé à se servir de pinces à compression, et il a réalisé l'hémostase en soulevant les artères avec de fines bandelettes de toile, ou mieux avec un gros catgut. Pour les mêmes raisons que nous venons d'indiquer, c'est-à-dire pour ne pas traumatiser l'endartère, il est, autant que possible, nécessaire de s'abstenir de manier les vaisseaux avec des pinces.

Pour éviter les rétrécissements consécutifs à la cicatrisation de la plaie artérielle, la précaution essentielle est de laisser aux vaisseaux que l'on suture leur calibre maximum. Pour cela, certaines précautions sont nécessaires. Pour pouvoir rapprocher les deux lèvres à suturer, il faut récliner l'adventice et dénuder les vaisseaux sur une étendue suffisante. Les premiers expérimentateurs semblent avoir beaucoup craint ces dénudations étendues; or, elles n'ont, en définitive, aucune importance, car ce n'est pas par son adventice que l'artère se nourrit. Les expériences de greffes artificielles sont là pour démontrer qu'une artère, transplantée sans son adventice, peut parfaitement continuer à se nourrir et à vivre. Si l'on veut éviter toute tendance à la nécrose, même avec une dénudation très étendue, il faut, avant tout, être rigoureusement aseptique et humecter le vaisseau durant l'intervention avec du sérum artificiel, comme le fait Carrel.

La dénudation ainsi faite permettra de réaliser l'approximation exacte des lèvres à suturer. Sans elle, du fait de la rétraction de l'adventice, la lumière de la tranche sectionnée tendra à s'oblitérer et pourra compromettre la perméabilité ultérieure du vaisseau. Du reste, une fois la suture artérielle terminée, rien n'empêche de rapprocher les adventices par quelques points rapides, en faisant en sorte, comme dit Delbet, que les vaisseaux soient bien entourés de tissus vivants et non pas isolés dans un espace mort.

Toujours dans le même but, Glück suture autour de l'artère, les fascia et les muscles.

Nous ajouterons enfin que différents procédés physioligiques, tels que l'emploi des injections anticoagulantes (peptone, extrait de tête de sangsue (Floresco) ont été conseillés pour empêcher les coagulations. Ce sont-là des procédés physiologiques plus expérimentaux que chirurgicaux. La solution du problème des sutures artérielles est, en définitive, comme le disait récemment Proust dans une revue générale de la question, parue dans le *Journal de Chirurgie*, dans l'asepsie opératoire parfaite, dans l'exactitude de l'affrontement des tranches vasculaires, et enfin dans tout un ensemble de précautions minutieuses, destinées à sauvegarder l'intégrité de l'endothélium, grâce à un minimum de traumatisme opératoire.

2° Des différents Procédés employés.

Les différents procédés, employés jusqu'aujourd'hui, sont au nombre de trois :

A. — Anastomose latéro-latérale ;

B. — Anastomose latéro-terminale ;

C. — Anastomose termino-terminale.

A. — L'ANASTOMOSE LATÉRO-LATÉRALE a été employée par San Martin y Satrustégui, après de nombreuses expériences sur les animaux. La technique en est relativement simple. Après boutonnière longitudinale, pratiquée sur les deux vaisseaux artériels et veineux au même niveau, on accola les deux lèvres par une suture en surjet. Le résultat ne fut pas heureux, et trois mois et demi après l'opération, on trouva la communication artério-veineuse obstruée. Cet accident amena San Martin à une autre technique. Il réduisit l'opération à la suture de la moitié antérieure des deux boutonnières, là partie postérieure de l'anastomose était fermée par la gaine des vaisseaux. L'étanchéité était du reste parfaite, comme le prouvent les nombreuses injections de pièces expérimentales, pratiquées dans le laboratoire de San Martin.

M. Jaboulay, dans son cas, pratiqua aussi l'anastomose latéro-latérale, mais il employa un autre procédé : il fit quatre plans de suture prenant successivement les tuniques internes et les adventices en arrière et en avant, absolument de la même façon que dans une gastro-entérostomie. L'anastomose fut très large, puisqu'elle portait sur une longueur de 3 à 4 centimètres. L'anastomose latéro-latérale présente, *a priori*, un gros avantage, c'est celui de respecter les voies principales de la circulation, lorsqu'elles ne sont pas complètement oblitérées et peuvent encore quelque peu contribuer à la circulation du sang.

De plus, la technique est simple, les manœuvres que l'on fait subir aux vaisseaux sont peu compliquées, car si l'anastomose ne fonctionne pas, on peut encore en pratiquer une autre au-dessus ou au-dessous de la première.

Enfin, il serait peut-être possible, une fois les bons résultats de l'anastomose obtenus, de désunir les deux vaisseaux, remettant ainsi les choses dans leur état primitif. Mais à côté de ces avantages, les anastomoses latéro-latérales présentent toute une série d'inconvénients. Il semble bien qu'avec elles, le membre se trouve dans des conditions de circulation défectueuses, tout se passant comme dans le cas d'un anévrysme artérioso-veineux, mais la plus grosse objection qu'on puisse leur faire, c'est qu'avec elles on n'interrompt pas la circulation dans le bout central de la veine. Les thromboses, parties du membre en voie de gangrène, peuvent ainsi remonter et déterminer des embolies mortelles. C'est ce qui est arrivé dans le second cas de M. Jaboulay, bien qu'on ait pratiqué une anastomose termino-terminale : la présence d'une grosse collatérale avait permis à la thrombose de remonter dans le bout central de la veine, et l'on se trouvait ainsi dans les conditions d'une anastomose latéro-latérale.

B. — ANASTOMOSE TERMINO-LATÉRALE. — L'anastomose termino-latérale n'a été exécutée qu'une seule fois chez l'homme, à notre connaissance. Elle a été faite par Wieting-Pacha (1908) et lui a, du reste, donné un résultat. L'artère est sectionnée le bout périphérique est lié, le bout central est introduit d'au moins 1 centimètre dans une incison latérale, pratiquée sur la veine, puis on suture circulairement l'orifice de la veine à la paroi de l'artère. Les fils traversent toute la paroi de la veine sans être perforants au niveau de l'artère. On peut opérer différemment et se passer d'invaginer l'artère à l'inté-

rieur de la veine; on applique alors sur la tranche artérielle les trois points d'appui, comme dans le procédé
termino-terminal, et l'on suture la tranche artérielle aux
bords de l'orifice veineux.

Bien que ce procédé ait donné un bon résultat au seul
auteur qui l'ait employé chez l'homme, il nous semble à
proscrire, tout au moins d'une façon relative. Il a contre
lui des difficultés d'exécution qui ressortent très nettement d'expériences cadavériques. Enfin, au point de
vue du rétablissement de la circulation, il a tous les
inconvénients de l'anastomose termino-terminale et de
l'anastomose latéro-latérale. En effet, du moment que
l'on sectionne l'artère, il supprime toute la circulation
restante; du moment également que l'on ne coupe pas la
veine et que l'on ne lie pas son bout central, les dangers
d'embolie consécutive sont les mêmes qu'avec le procédé
latéro-latéral.

C. — Anastomose termino-terminale. — C'est, en définitive, à ce procédé qu'il semble préférable de s'arrêter
à l'heure actuelle. Il a, du reste, été pratiqué par diffé-
rentes méthodes.

a) Procédé de Glück. — C'est le plus simple et le plus
ancien de tous ; il ne peut servir que pour les très gros
vaisseaux. Les tranches vasculaires sectionnées chacune
au moyen de deux pinces, les deux bouts sont amenés au
contact l'un de l'autre, et l'on place une première rangée
de sutures. Pour cette rangée de sutures, Glück, pour
réaliser une hémostase parfaite et protéger l'anastomose
contre toute irritation extérieure, place un manchon, for-
mé par une portion de veine ou d'artère prise sur le

vivant et appliquée à l'état frais. Il y a ainsi réalisation
d'une véritable greffe vasculaire. En lui-même, ce procédé est très simple comme technique, mais ce qui le
complique énormément, c'est la nécessité où l'on est de
se procurer des greffons vasculaires. Du reste, on ne sait
jamais comment ces greffes prendront, si bien que ce
procédé est complètement abandonné.

b) Procédé de MM. Jaboulay et Briau. — Le principe
essentiel de ce procédé consiste dans l'éversement des
bords de la plaie, qui permet l'accolement des tuniques
internes, endothélium contre endothélium. Pour réaliser
cet éversement, M. Jaboulay s'est servi soit de fils trac-
teurs, soit de tubes métalliques engainant les vaisseaux
et sur la circonférence desquels ces derniers étaient
retournés. Les tubes métalliques, grâce à une fente latérale, étaient ensuite facilement enlevés. La réunion des
bords éversés était ensuite réalisée par un certain nombre
de points en U perforants. Cette méthode a été employée
expérimentalement un très grand nombre de fois par
MM. Jaboulay et Briau. M. Jaboulay l'a employée dans
son premier cas d'anastomose artério-veineuse chez
l'homme. Les résultats obtenus ont été mauvais pour les
petits vaisseaux, excellents, au contraire, pour les vaisseaux de fort calibre. En effet, il se fait le plus souvent,
au niveau du bourrelet endothélial, une coagulation partielle qui n'entraîne des conséquences fâcheuses que s'il
s'agit de vaisseaux très petits. Techniquement, le procédé
de M. Jaboulay semble aussi parfait que celui décrit
depuis par M. Carrel. Il n'a pas, il est vrai, donné d'aussi
bons résultats, mais cela tient sans doute à l'époque où
M. Jaboulay l'a employé, époque à laquelle l'asepsie était

loin de pouvoir être pratiquée d'une façon aussi parfaite qu'aujourd'hui.

c) Procédé de M. Murghy. — Comme celui de Glück, le procédé de Murghy n'est bon que pour les gros vaisseaux. Il a pour principe de réaliser l'occlusion parfaite et l'accolement en surface par l'invagination du bout central dans le bout périphérique. Pour le réaliser, on pratique une incision longitudinale de 5 à 8 millimètres dans le bout périphérique. On invagine le bout central en l'enfonçant d'environ 8 millimètres, puis on procède à la suture avec de la soie très fine, en enfonçant parallèlement chaque fil dans le bout proximal, puis dans l'épaisseur du bout central en respectant l'endothélium. Les fils ressortent par la tranche de section du bout invaginé, en leur faisant perforer entièrement la paroi du segment invaginant ; on exerce une forte traction et on noue les deux bouts du fil. La suture est ensuite complétée en plaçant des points superficiels, qui unissent la tranche de section de la portion périphérique à la paroi de la portion invaginée. Puis on suture l'incision de décharge.

Le procédé de Bouglé n'est qu'une variante du procédé de Murghy : il consiste à supprimer l'incision de décharge, l'invagination est aussi moins profonde.

d) Anastomose au moyen de boutons ou de tubes. — On a cherché à réaliser des anastomoses sur des tubes résorbables (méthode de Payr). Payr, au Congrès allemand de chirurgie (1901), a exposé les principes généraux de sa technique; il se sert de tubes en magnésium de 7 à 15 millimètres de longueur qu'il introduit, après hémostase préalable, dans le bout central de l'artère et dans le bout périphérique de la veine. On rapproche les deux extrémités vasculaires en ayant soin de retrousser, sur 5 ou 6 millimètres, le bout central, que l'on applique ensuite sur la surface externe du bout périphérique. On réunit ensuite le tout en mettant une simple ligature, que l'on serre modérément. Les veines étant, en général, plus extensibles que les artères, il nous semble qu'il y aurait avantage à appliquer, au contraire, la veine (bout périphérique) sur l'artère.

La méthode de Payr n'a jamais été, depuis cet auteur, essayée chez l'homme. M. Carrel s'en est servi chez les animaux. Cette méthode est évidemment extrêmement simple, puisqu'elle réduit l'opération à une ou deux ligatures, mais les tubes de magnésium ne se résorbent que lentement, ils jouent pendant longtemps le rôle d'un corps étranger, irritant l'endothélium, et une asepsie extrêmement rigoureuse est nécessaire pour éviter toute coagulation. Cette asepsie doit être si rigoureuse que, pratiquement, elle est impossible à réaliser et que la méthode de Payr donne à peu près toujours des coagulations. On a cherché à substituer aux tubes de magnésium des tubes se résorbant plus facilement. C'est ainsi que M. Carrel a été amené à employer des tubes ou des baguettes de caramel, mais avec ces dernières, vu leur fragilité, on perd tout l'avantage de la méthode, car on ne peut se contenter d'une simple ligature, et il faut, de toute nécessité, faire des sutures.

e) Suture directe à point d'appui (méthode de Carrel). — On peut prendre comme type de ce procédé la description que nous en avons donnée dans la deuxième observation provenant du service de M. Jaboulay. Nous le résumerons donc ici très rapidement.

Les instruments dont on se sert sont des aiguilles de Kirby n°ˢ 13, 14 ou 15, garnies de soie ou de fil de lin n° 500. La petitesse du chât rend difficile le passage du fil et les aiguilles doivent être enfilées d'avance et stérilisées, toutes prêtes, dans un corps favorisant le glissement. On prendra de préférence la glycérine purifiée. Au moment de l'intervention, on pourra, en outre, graisser les aiguilles, avec de la vaseline ou de la lanoline. L'usage d'un champ opératoire noir, en soie de Chine, est rendu presque absolument nécessaire par la finesse des fils employés.

Les divers temps de l'opération sont les suivants :

Premier temps. — Découverte des vaisseaux fémoraux.

Deuxième temps. — Arrêt de circulation.

Troisième temps. — Préparation des vaisseaux pour l'anastomose.

Quatrième temps. — Approximation vasculaire et suture.

Cinquième temps. — Rétablissement du cours de la circulation.

3° **Avantages et inconvénients des différents Procédés.**

Nous avons déjà signalé les raisons pour lesquelles nous ne croyons pas que les anastomoses latéro-latérale et latéro-terminale puissent être employées, tout au moins d'une façon courante, lorsqu'il s'agit d'anastomose artérioso-veineuse. La raison capitale pour laquelle ces deux procédés doivent être repoussés ne réside pas tant dans leurs difficultés d'exécution que dans la possibilité d'embolies consécutives souvent mortelles. A côté de ce danger, l'inconvénient de la méthode termino-terminale, qui supprime la circulation subsistante, reste toujours très minime, puisqu'il y a gangrène, et ne doit pas entrer en ligne de compte. Ainsi, aujourd'hui, il semble bien définitivement acquis que la méthode à employer, lorsqu'il s'agit d'anastomose artérioso-veineuse, doit être la suture termino-terminale.

Mais il reste à savoir si ce procédé permettra, par renversement de la circulation, d'obtenir une nutrition suffisante du membre et si la substitution des veines aux artères pourra satisfaire à ces nécessités. En un mot, il faut étudier physiologiquement la circulation ainsi renversée.

Au point de vue physiologique, il faut d'abord se demander comment le sang artériel pourra cheminer du centre vers la périphérie dans les veines pourvues de valvules, et comment, en outre, s'effectuera le retour du sang. Les expériences de MM. Gallois et Pinatelle ont démontré que, normalement, les injections faites à contre-courant dans les veines des membres, à une pression égale à celle des artères correspondantes, n'arrivaient pas à forcer les valvules. Le liquide injecté revient par des anastomoses multiples, créant des voies de retour plus directes.

Si on lie ces collatérales, l'injection ne passe plus, et on romprait les vaisseaux si l'on voulait augmenter la pression.

Ricard, au cours de la récente discussion à la Société de chirurgie de Paris (1907), a également émis des doutes sur la possibilité du passage du sang à contre-courant, au niveau des capillaires.

A priori, ces expériences sembleraient donc indiquer que les capillaires ne se laissent pas franchir et que l'anastomose artério-veineuse constitue une méthode qui n'est pas susceptible de rétablir la circulation.

Mais il faut bien tenir compte que ces expériences ne reproduisent pas la réalité des faits. Elles ont été pratiquées dans des conditions qui s'éloignent beaucoup de celles que l'on trouve réalisées en clinique. Une pression exercée sur une veine absolument saine pendant un temps très limité n'est en rien comparable à ce qui se passe à la suite d'une anastomose artério-veineuse. Du reste, des faits certains démontrent que le sang peut circuler à contre-courant dans les veines. Dans un certain nombre d'observations, on trouve rapportée l'existence de battements synchrones aux pulsations cardiaques se produisant au niveau des veines périphériques. San Martin y Satrustégui a vu, dans une de ses expériences, le bout périphérique de l'artère sectionnée se remplir d'un liquide dont la couleur était intermédiaire à celle du sang artériel et du sang veineux, une fois l'hémostase temporaire supprimée après l'anastomose bout à bout.

Enfin, Carrel a réalisé, chez des animaux, un certain nombre d'anastomoses termino-terminales, et, au bout d'un certain temps, l'état trophique du membre était revenu à l'état d'intégrité. Sacrifiant des sujets en expériences et examinant leurs vaisseaux au point de vue histologique, Carrel a alors constaté que les veines s'étaient artérialisées. Ces faits expérimentaux démontrent d'une façon définitive la légitimité du renversement de la circulation dans un membre, et la possibilité d'assurer, par cette méthode, la bonne nutrition de ce dernier.

Lecercle, dans sa thèse, ajoute, à ces considérations d'ordre clinique et expérimental, un argument tiré du peu de modifications qui, parfois, peuvent se présenter malgré la présence d'un anévrysme artérioso-veineux réalisant le renversement partiel de la circulation.

CHAPITRE V

INDICATIONS ET RÉSULTATS

L'anastomose artérioso-veineuse a été appliquée :

A. — Aux tentatives de cure de la gangrène par oblitération artérielle (artérite ou embolie).

B. — A l'utilisation d'un gros tronc veineux comme canal efférent, après destruction traumatique ou opératoire d'un long segment artériel.

C. — A l'interposition d'un segment veineux entre deux bouts artériels écartés.

D. — Aux essais de transfusion directe par la méthode de Crile.

Nous exclurons de notre travail des faits se rapportant aux deux dernières indications. Dans le cas de transfusion directe, on sait que Dolley, Crile et, depuis, Carrel, ont eu l'idée, pour empêcher toute coagulation au cours de la transfusion, d'anastomoser directement l'artère radiale du donneur à la veine du preneur par une suture artério-veineuse bout à bout. Quelle que soit, du reste, la valeur de cette méthode, nous laisserons de côté les faits qui s'y rapportent, ne voulant nous occuper que des cas d'anastomose avec renversement définitif de la circulation.

Nous écartons également les faits d'interposition d'un segment veineux entre deux bouts artériels qui ont été employés, surtout après résection de segments artériels envahis par un néoplasme (Lexer), ou pour la cure des anévrysmes (Goyenes), parce que, dans ces cas, il n'y a nullement renversement de la circulation.

Si nous nous limitons aux deux premières indications, il faut dire d'emblée que les résultats d'anastomoses artério-veineuses dans les gangrènes d'origine vasculaire sont à l'heure actuelle peu brillants. Mais, là encore, il y a lieu de sérier les cas.

Lorsqu'il s'agit de gangrènes spontanées (gangrène sénile, gangrène par artérite, gangrène oblitérante), la lésion vasculaire ne constitue pas l'unique atteinte, tous les tissus sont malades au même titre que les vaisseaux; du reste, le plus souvent, on a à faire à des cas avancés où les tissus sont déjà morts, les veines, aussi bien que les artères, sont impénétrables. Dans ces conditions, il est bien évident que le renversement de la circulation ne saurait donner autre chose qu'une limitation de la gangrène. Il est impuissant à revivifier les cellules dont la structure est déjà détruite.

Ces considérations expliquent bien le peu de résultats que l'on a obtenus de cette méthode dans la gangrène par oblitération artérielle. Cependant, le fait observé par Wieting-Pacha est là pour démontrer que, si l'on opère d'une façon très précoce, on pourra peut-être obtenir, dans l'avenir, de meilleurs résultats.

Dans les gangrènes par embolies des grands vaisseaux

des extrémités, les conditions sont tout autres, et il semble bien qu'il y ait là des indications dans l'avenir d'anastomoses artério-veineuses.

En effet, les vaisseaux sont alors, si l'on opère d'une façon très précoce, les seuls organes atteints, l'ensemble des autres tissus a conservé toute sa vitalité. La méthode de Sabaneyeff, qui va à la recherche du caillot en incisant l'artère, ne suffit, le plus souvent, à rétablir la circulation, les parois de l'artère sont trop altérées pour que l'on puisse songer à rétablir la circulation par cette voie. Pour toutes ces raisons, l'anastomose artério-veineuse semble indiquée. Doberauer en a obtenu un excellent résultat, résultat qui n'a pas malheureusement été suivi pendant assez longtemps, alors que la méthode de Sabaneyeff avait donné un échec préalable.

Une autre indication bien nette de l'anastomose artérioso-veineuse se trouve être l'utilisation d'un gros tronc veineux, comme canal afférent, après destruction traumatique ou opératoire d'un long segment artériel. La méthode a été employée avec succès par Torrence dans une observation que nous rapportons.

Cet auteur, dans un cas d'écrasement du membre inférieur, avec déchirure vasculaire étendue, rétablit la circulation en anastomosant bout à bout l'extrémité centrale de l'artère tibiale antérieure avec l'extrémité périphérique de la veine saphène interne.

CONCLUSIONS

I. — De nombreux faits de chirurgie expérimentale
ont actuellement démontré qu'il est possible, par une
anastomose artério-veineuse, de renverser la circulation
dans un membre ou un organe sans léser leur vitalité.
Ces faits légitiment les tentatives d'anastomose artério-
veineuse pratiquées chez l'homme pour des gangrènes
d'origine artérielle.

II. — Au point de vue technique, les anastomoses
artério-veineuses sont rendues particulièrement faciles
chez l'homme, grâce au calibre des vaisseaux anasto-
mosés.

III. — Les procédés d'anastomose latéro-latérale et
latéro-terminale ont l'avantage de conserver la circulation
restante, lorsque les artères ne sont pas complètement
oblitérées, mais elles exposent aux embolies par thromboses veineuses.

D'une façon générale, il faut leur préférer le procédé
termino-terminal qui, aujourd'hui, a été très étudié en
chirurgie expérimentale et qui a fait ses preuves.

IV. — Le procédé à employer sera, soit celui de MM. Jaboulay et Briau, soit celui de M. Carrel.

V. — Les anastomoses artérioso-veineuses n'ont donné que des résultats médiocres dans les gangrènes par artérite oblitérante et dans les gangrènes séniles. Ces mauvais résultats s'expliquent par le fait d'altérations générales de tous les tissus. Au contraire, dans les gangrènes par embolie ou par lésions artérielles traumatiques étendues, elles semblent devoir donner d'excellents résultats.

BIBLIOGRAPHIE

BOUGLÉ. — Chirurgie des artères, veines, lymphatiques. Paris, 1902.

— Suture artérielle, étude critique et expérimentale. *Archives de Médecine expérimentale et d'Anatomie pathologique*, 1901.

CARREL. — Technique opératoire des anastomoses vasculaires. *Lyon Médical*, 8 juin 1902.

CARREL et MOREL. — Communication à la Société des sciences médicales. *Province Médicale*, 1902.

CARREL. — *American Medicine*, 1905, tome X, n° 7. Communication.

— *The Surgery of Blood Vessels*, 1907, n° 190.

— Transplantation in Mass of the Kidney. *Journ. of exper. méd.*, 1908, janvier.

CRILE. — Technic of direct transfusion. *Ann. of Surgery*, 1907, vol. 46.

— *Annal's of Surgery*, avril 1902.

DEBIERRE et GÉRARD. — Sur les anastomoses directes entre une grosse veine et une grosse artère. *Soc. de Biologie*, 1895, p. 27.

DÒRFLER. — *Annals of Surgery*, 1900.

DOBERAUER. — Démonstration ein Falls von opertierer Embolie der artéria axillaris. Anastomose. *Prague medic. Woch.*, n° 3, 1907.

DELBET (P.). — Chirurgie artérielle et veineuse. Rapport au Congrès de Lisbonne, avril, 1906, t. 9:

— 60 —

FROUIN. — Sur la suture des vaisseaux. *Presse Médicale*, 1908, 11 avril.

GALLOIS et PINATELLE. — Un cas d'anastomose artério-veineuse longitudinale pour artérite oblitérante. *Revue de chirurgie*, 1902.

GLUCK. — *Arch. f. Klin. Chirurgie*. Ueber neure operationen an den Blutgefæssen. *Arch. f. Kinderfheilkunde*, 1897, t. 22.

GUTHRIC. — Demonstration beforc. *Ann. Physiol. Soc. Chicago*, 1907.

HÉMERY. — Thèse de Lyon, 1902 (Sutures vasculaires).

JABOULAY et BRIAU. — Recherches expérimentales sur la suture et greffe artérielles. *Lyon Médical*, 1896.

— Société des sciences médicales de Lyon, 9-15 février 1898.

JABOULAY. — Un cas d'anastomose artério-veineuse. Thèse de Lecercle, 1902.

JASSINOWSKY. — Suture of the arteries. *Annales of Surgery*, 1890.

— Die Arteriennaht (Dorpat, 1889).

JENSEN. — Circulære gefæssuture. *Arch. Klin. chir.*, 1903, t. 49.

KUMMEL. — Ueber circulær gefæssnaht beim Menschen. *Beitræge z Klin. chir.*, 1900, t. 26.

LECERCLE. — Thèse de Lyon, 1902.

LILIENTHAL. — End-to-End arterio-venovs Angiorraphy. *An. Surg. Philadelphie*, 1907, t. 14.

MATAS. — Transplantation. *Annal's of Surgery*, 1903-1906.

MURPHY. — Suture bout à bout des vaisseaux après résection. *An. of Surgery*, 1897.

— End-to-End suture. *Médical Record*, 1897.

— Comptes rendus du XIIᵉ Congrès international de Moscou, 1897, p. 359.

PROUST. — Les résultats actuels des sutures. *Journal de Chirurgie; Revue Critique*, mai 1908.

PEUGNIEZ. — Chirurgie des gros troncs veineux. XIXᵉ Congrès français de chirurgie, 1906.

RAYMOND-PETIT. — Note sur la suture et l'anastomose des artères et des veines. Comptes rendus, Société de biologie, janvier 1896.

RICARD. — Discussion. *Bulletin Médical et Soc de chirurgie de* 24 avril 1907.

RICARD IN VEAU. — Suture des artères. *Gaz. des Hôpitaux*, 1901, nº 31.

San Martin y Satrustegui. — Cirurgia del oparato circulario, Madrid, 1902. *In Semaine Médicale*, n° 48.

—   Thèse de Lecercle (observations tirées du discours à l'Académie de Madrid, 1902).

Stich. — Beitræge zur Gefæsschirugie. *Klin. Chirurg.*, 1907, t. 53.

Salomonic. — Suture circolare delle arterie. *Clinica Chirurgica*, 1900, n° 4.

Tuffier. — *Bulletin et Mémoire à la Société de chirurgie de Paris*, 1907, t. 33, n° 15; 1904, t. 30.

Torrance. — Arterio-venoses-anastomoses. *Annal's of Surgery* 1907, t. 46.

Wieting-Pacha. — Traitement de la gangrène par sclérose vasculaire, par l'anastomose artério-veineuse, *Journal de Chirurgie critique*, 1908, n° 6.

TABLE DES MATIÈRES